"손은 제2의 뇌입니다.
컬러링을 통해 행복한
뇌로 바꾸는 기적을
경험해 보세요."

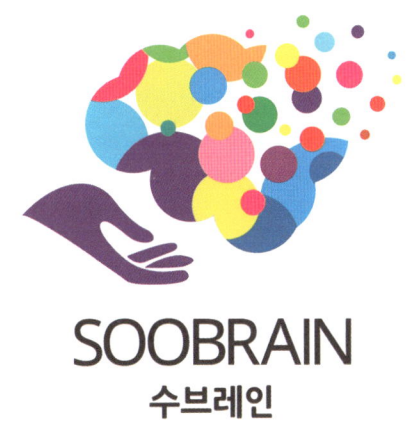

SOOBRAIN
수브레인

딸이 찾아주는
엄마의 그림책 시리즈

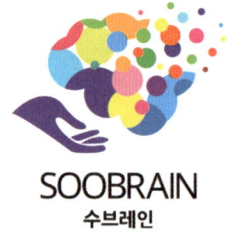

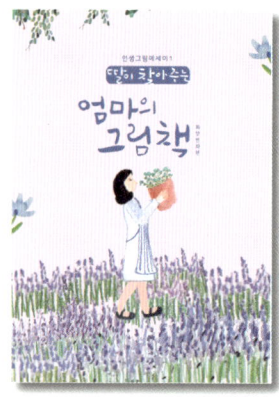 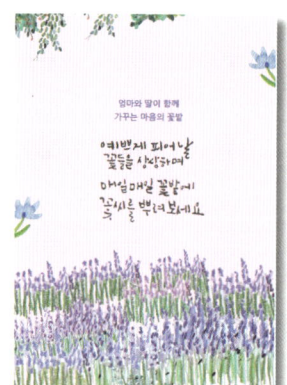

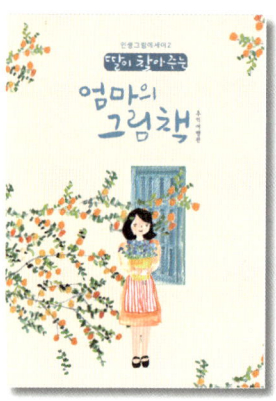 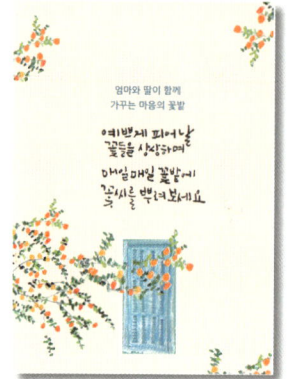

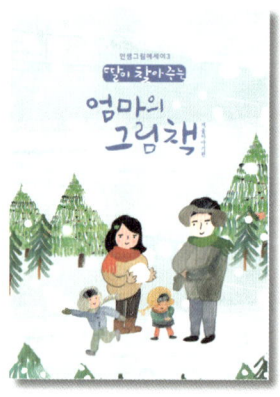 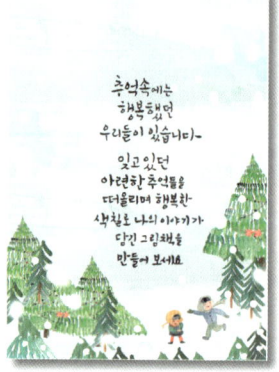

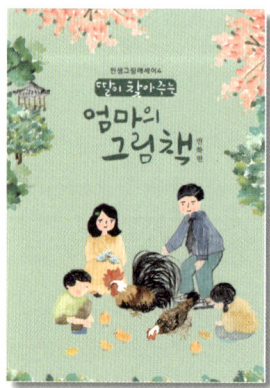 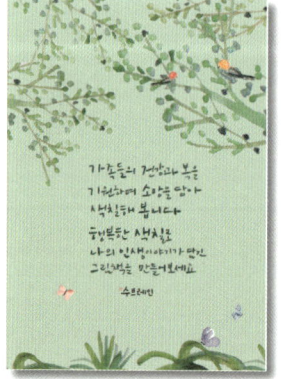

수브레인
스마트스토어
QR코드

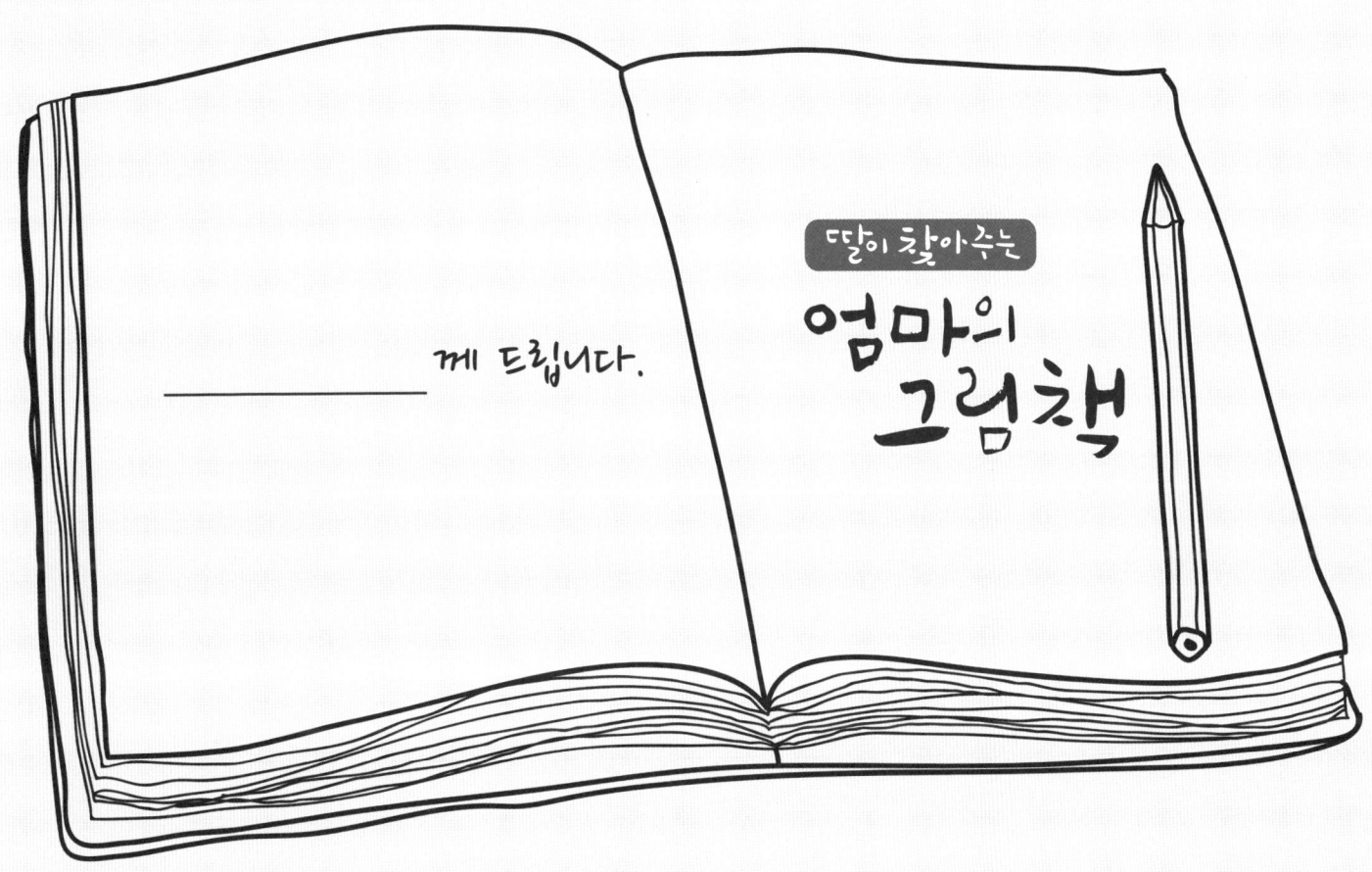

[내 인생의 화양연화]

하나. 그때 그 시절 — 5

둘. 변신 — 13

셋. 차 마시는 시간 — 23

넷. 달달함이 그리워 질 때 — 35

다섯. 미소 짓는 내 마음 — 43

첫번째 이야기.
그때 그 시절

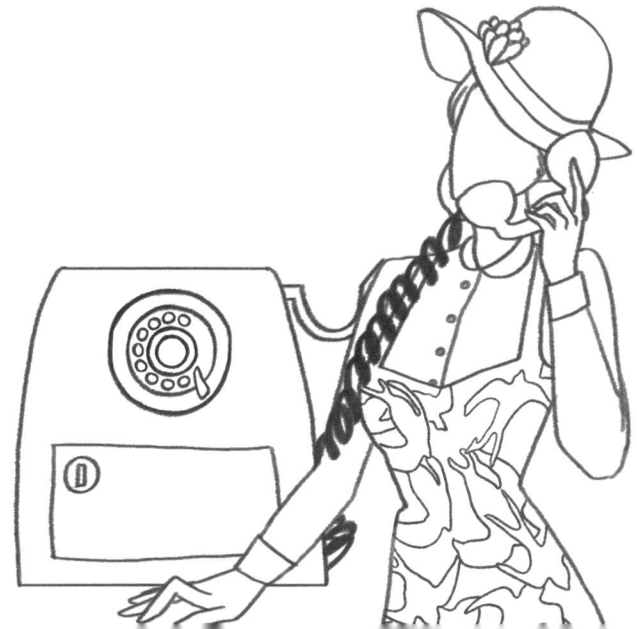

공중전화 거는 단짝 친구를 기다려주던 그때 그 시절
나이는 먹었지만 마음만은 20대 청춘

년   월   일

공중전화

예쁘게 꾸민 엽서를 음악방송에 보내던 시절이 있었지
노래 잘 한다는 소리를 듣던 나의 꿈은 화려한 무대에 서는 가수

년   월   일

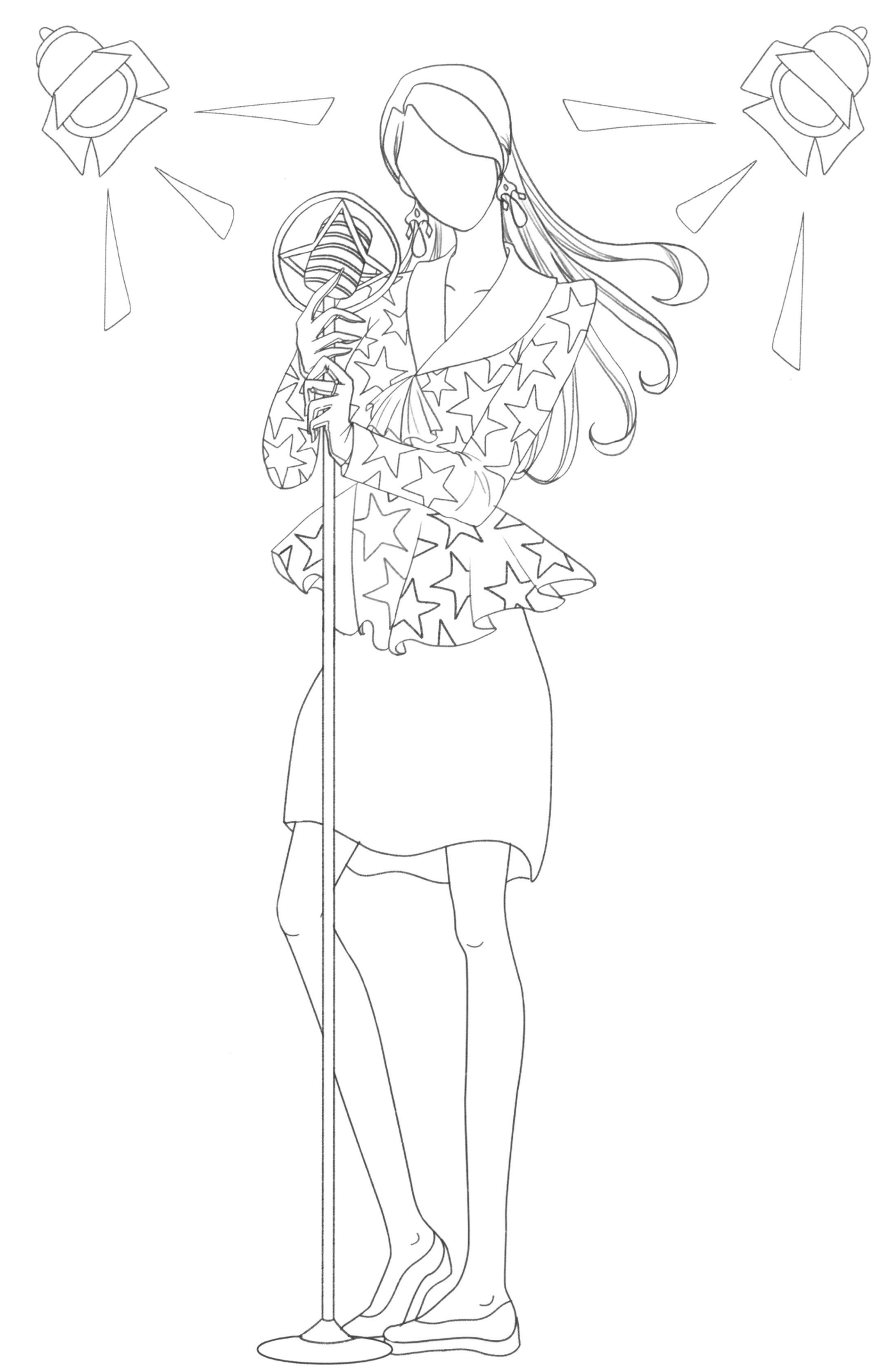

신혼여행 갔던 해운대 바닷가
아사 한복에 구슬백을 들고 한껏 멋을 부렸네
나도 이렇게 예뻤었구나
" 활짝 웃어봐요~~"

- -
- -
- -
- -
- -
- -
- -
- -
- -
- -

년   월   일

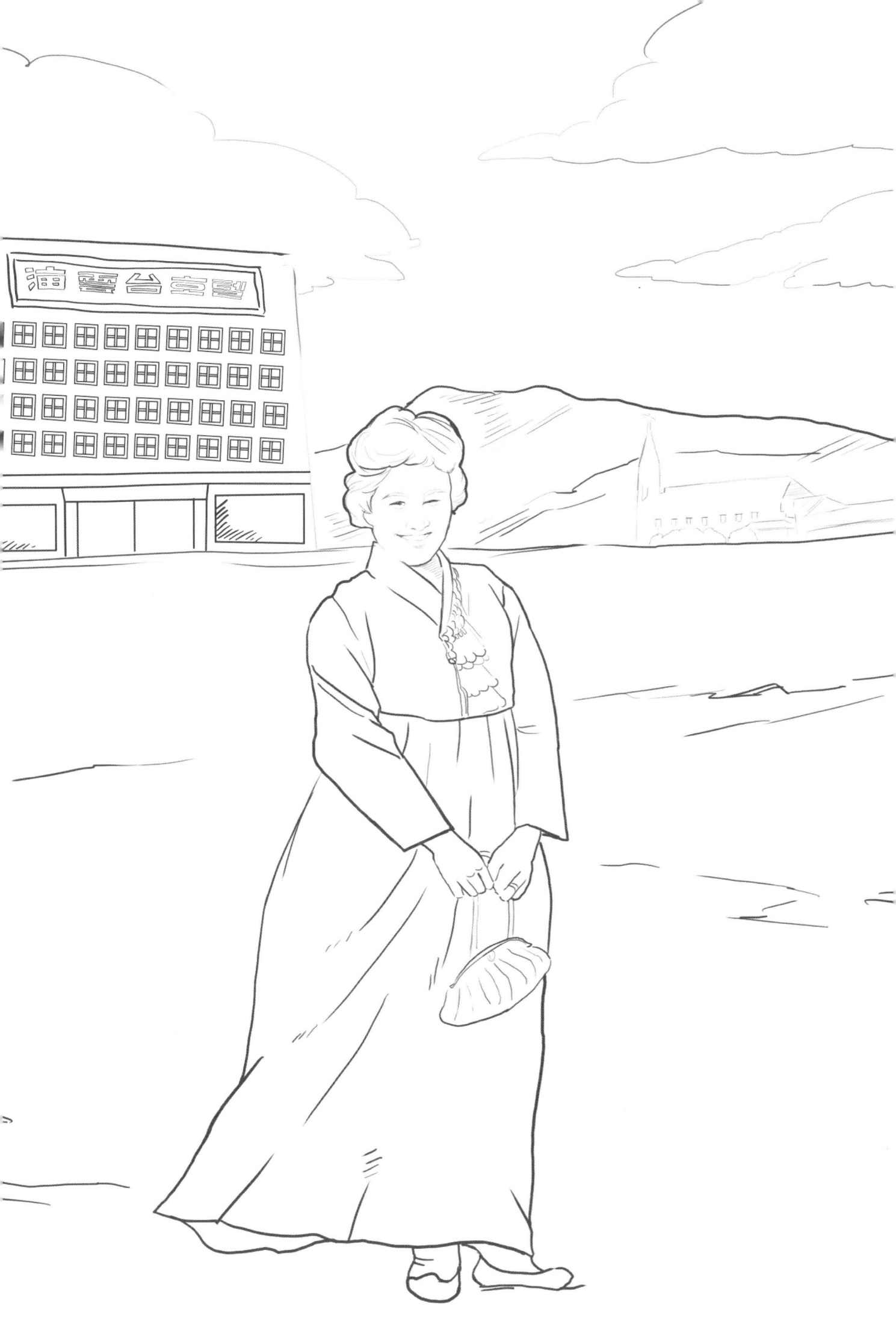

두번째 이야기.
변신

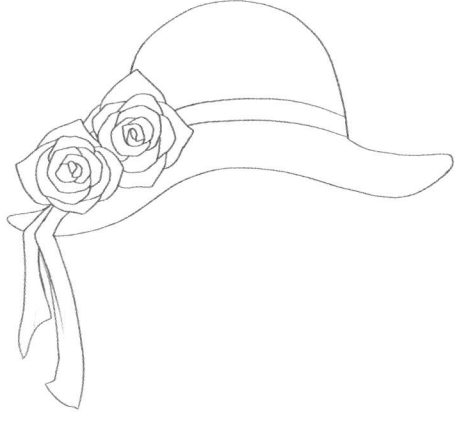

화려한 모습으로 변신하고 싶은 날

년   월   일

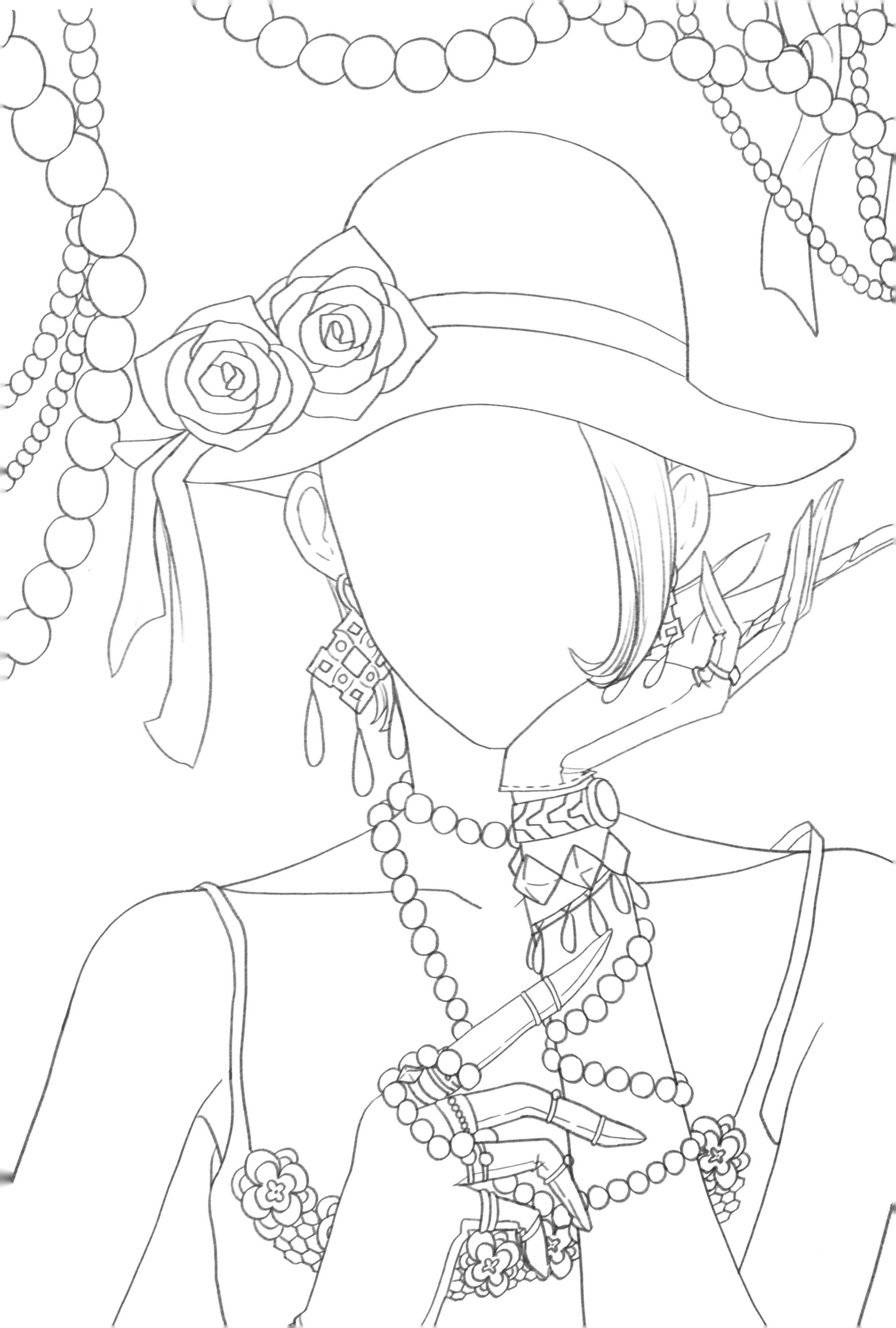

배경속의 꽃과 내가 하나가 된 듯한 느낌

년   월   일

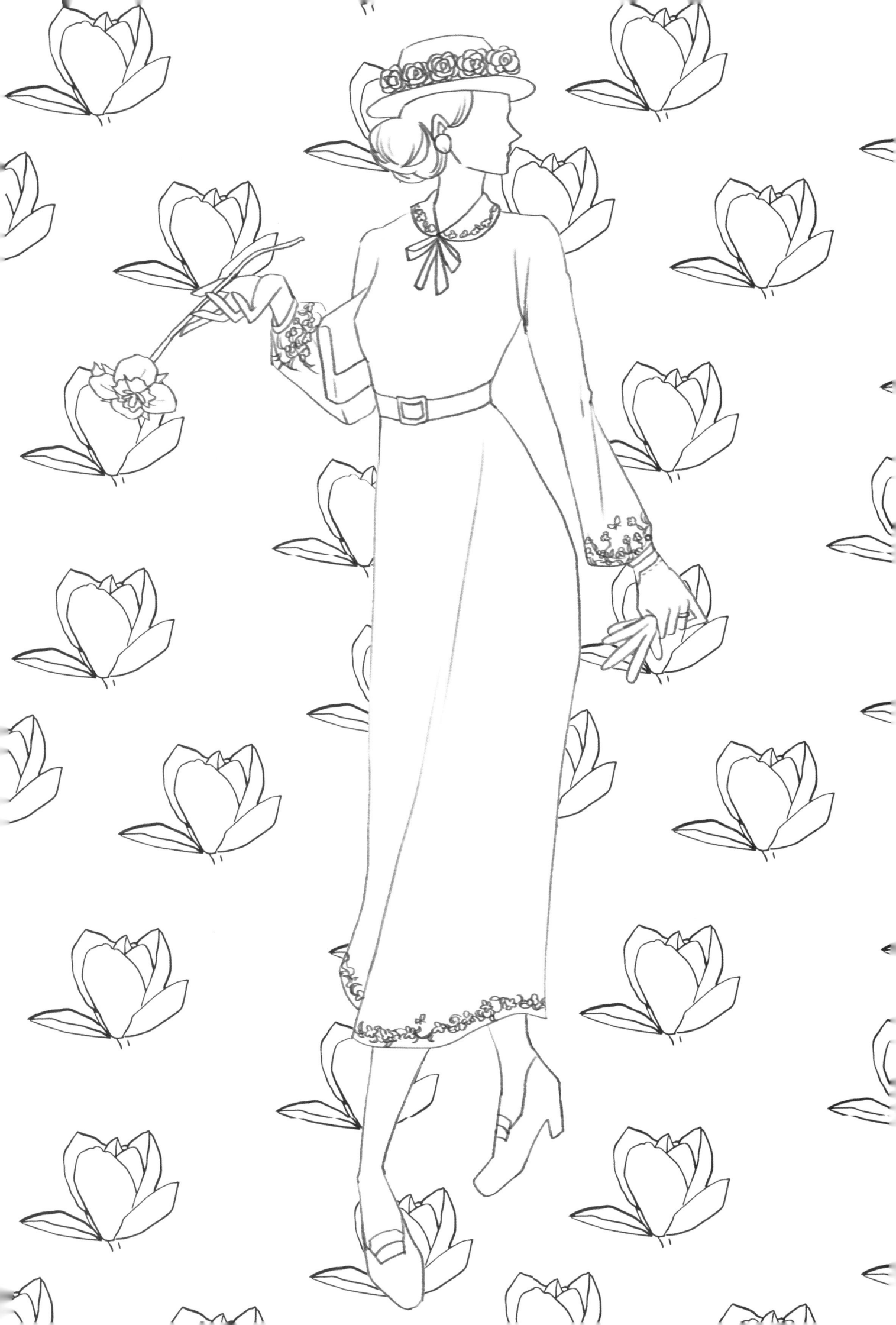

오랫만에 기분도 낼 겸 한껏 꾸미고 나선 세 친구
멋부리고 나서니 콧노래가 나온다.

년   월   일

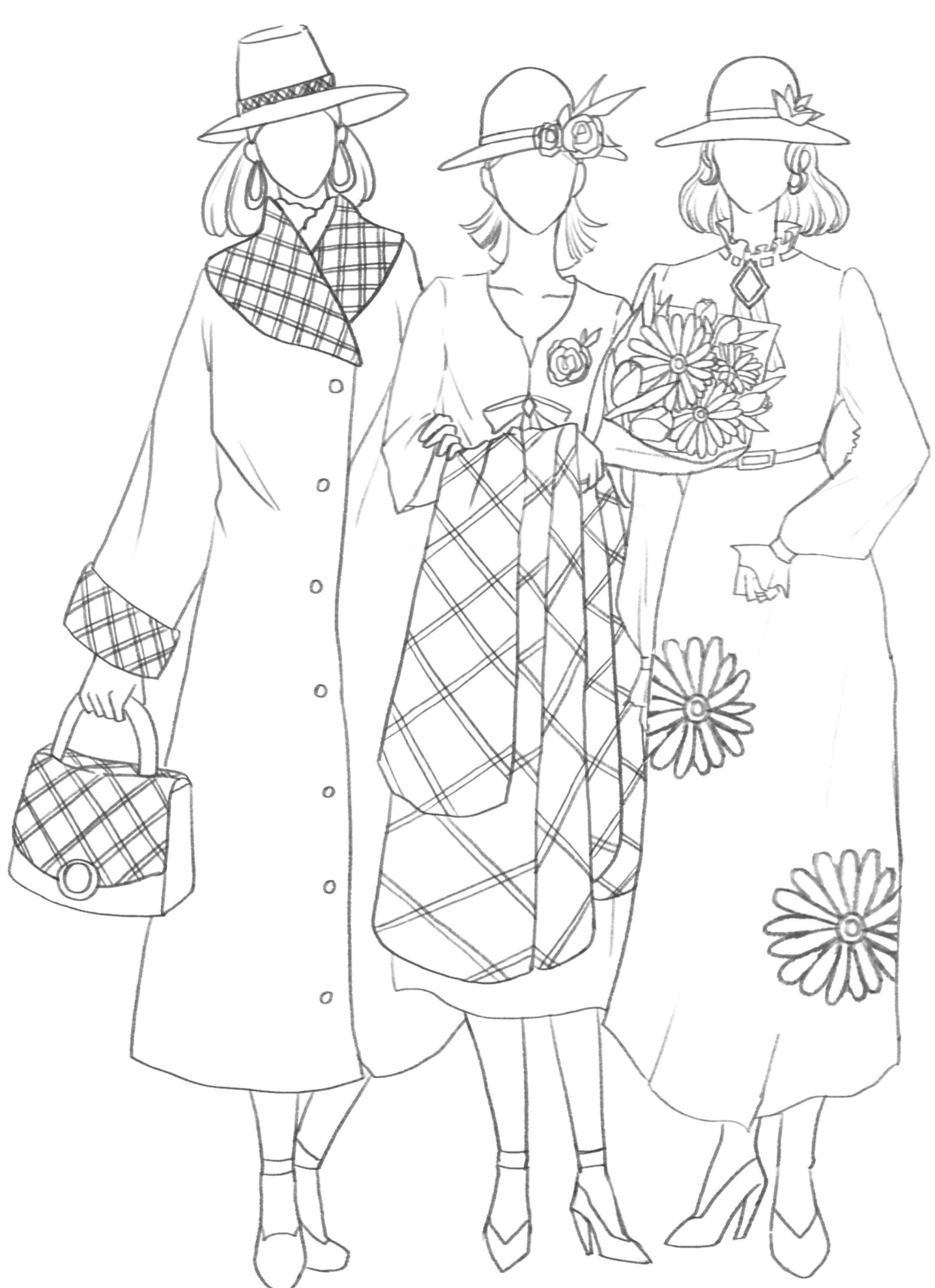

미술관으로 나들이 가는 날
오늘은 내가 주인공!

년   월   일

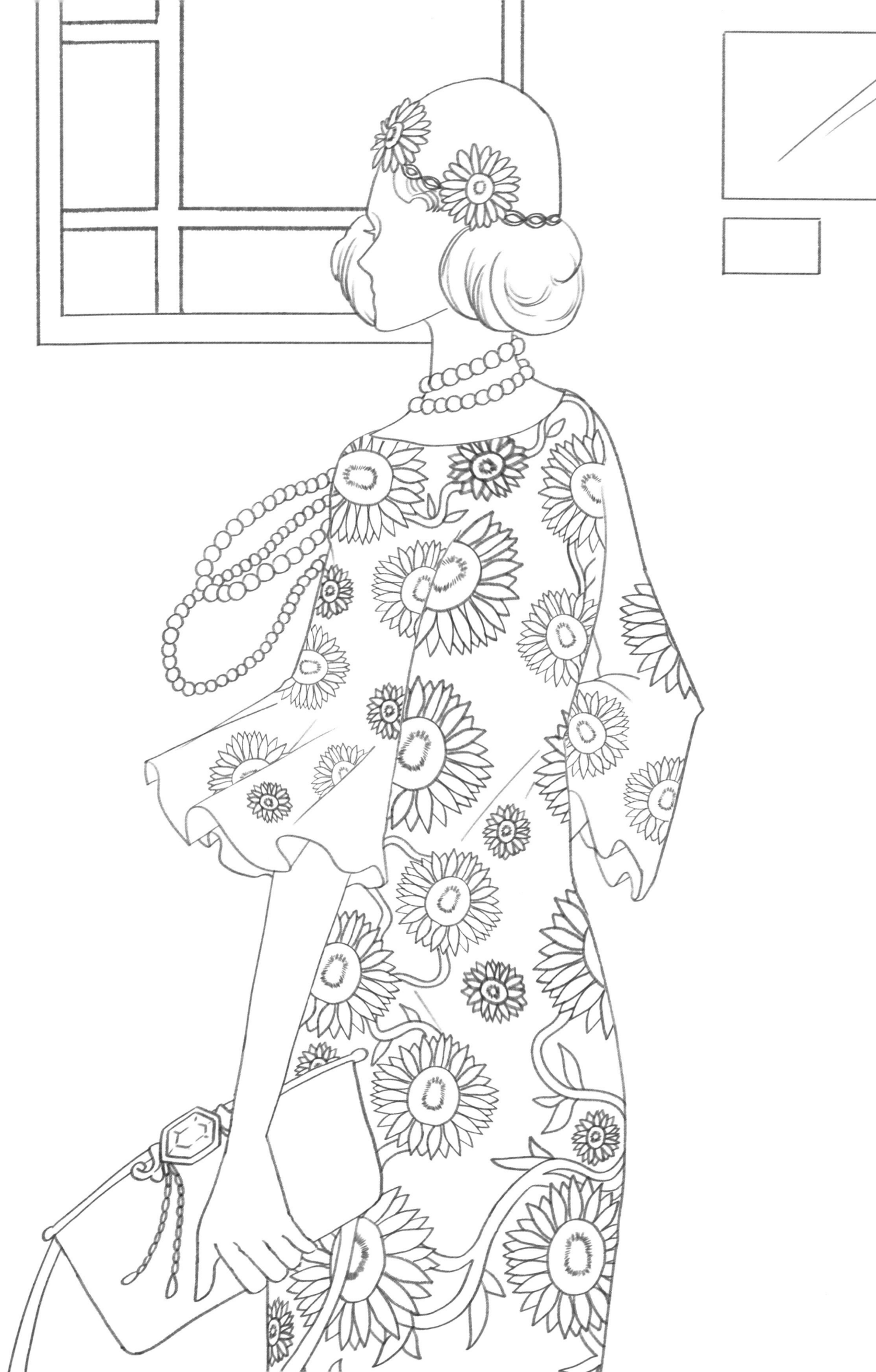

세번째 이야기.
차 마시는 시간

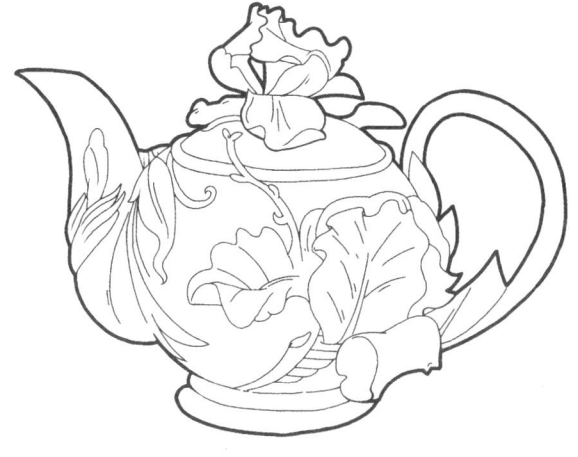

한동안 잊고 있던 예쁜 찻잔을 꺼내
나를 위한 티타임을 가져본다.

년   월   일

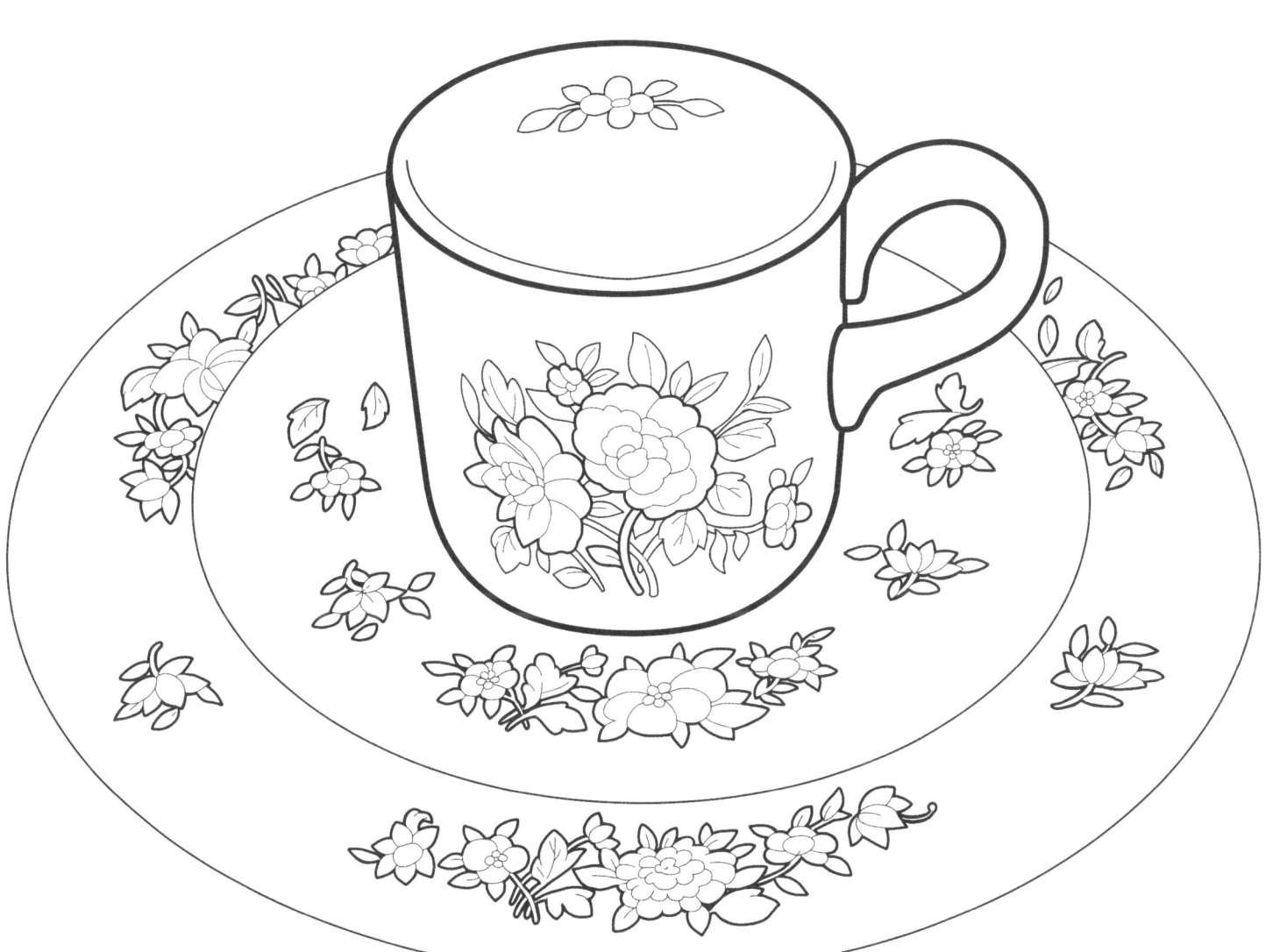

예쁜 티포트
향기로운 차
잔잔한 음악..

년   월   일

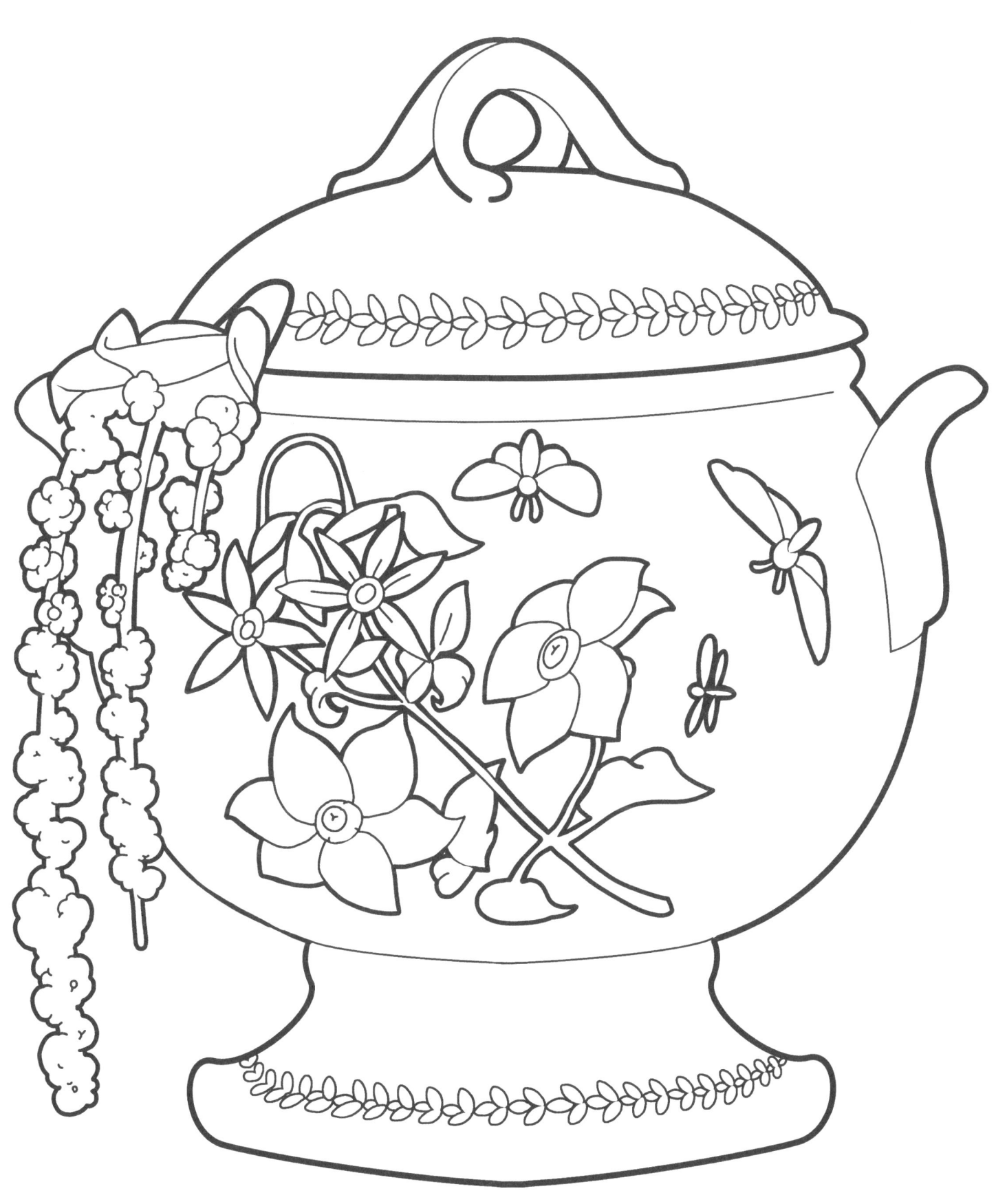

나를 위한 호사로움을 가끔씩은 누리고 싶다.

년   월   일

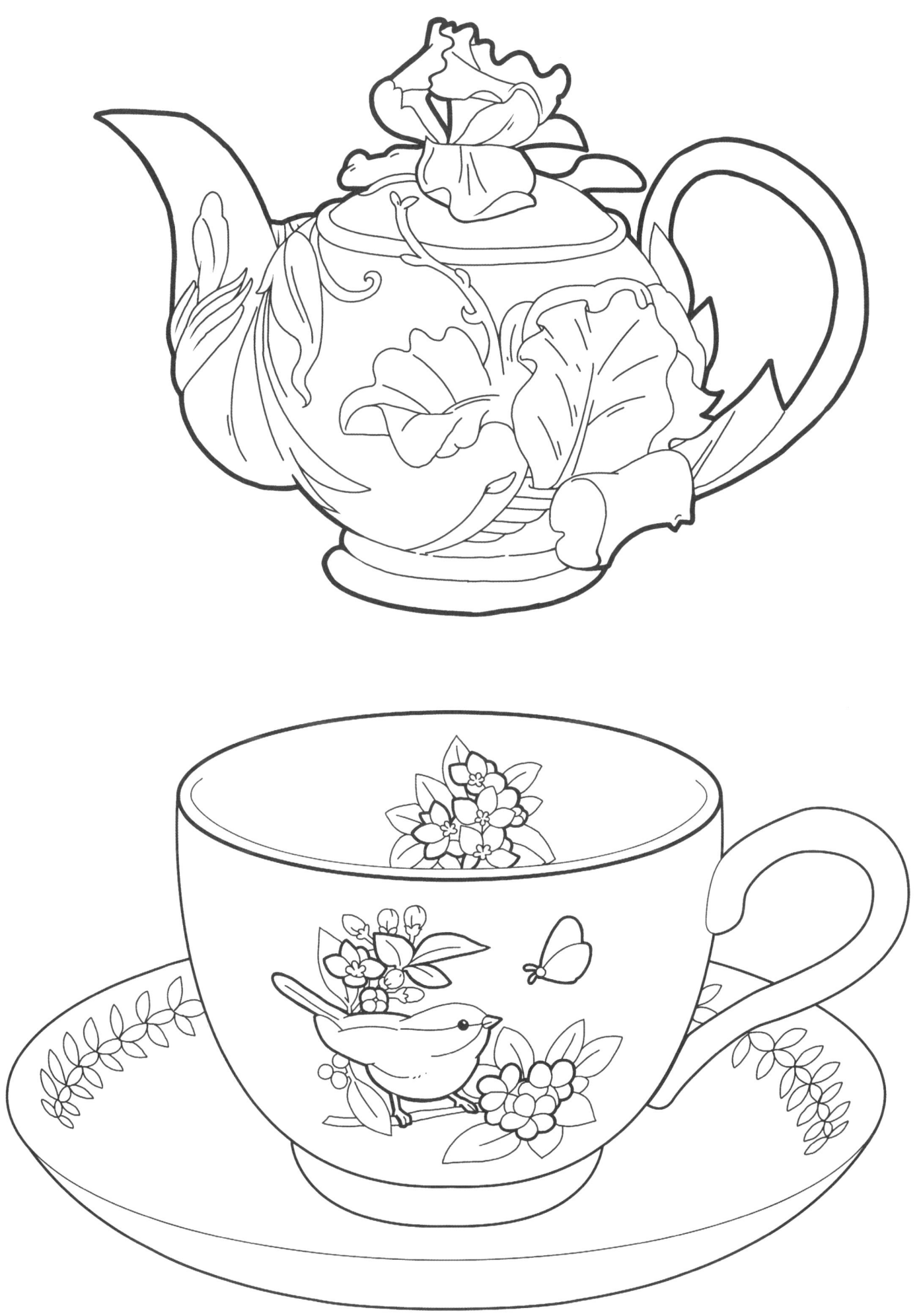

잘 말린 꽃차를 마시고 싶은 날

년   월   일

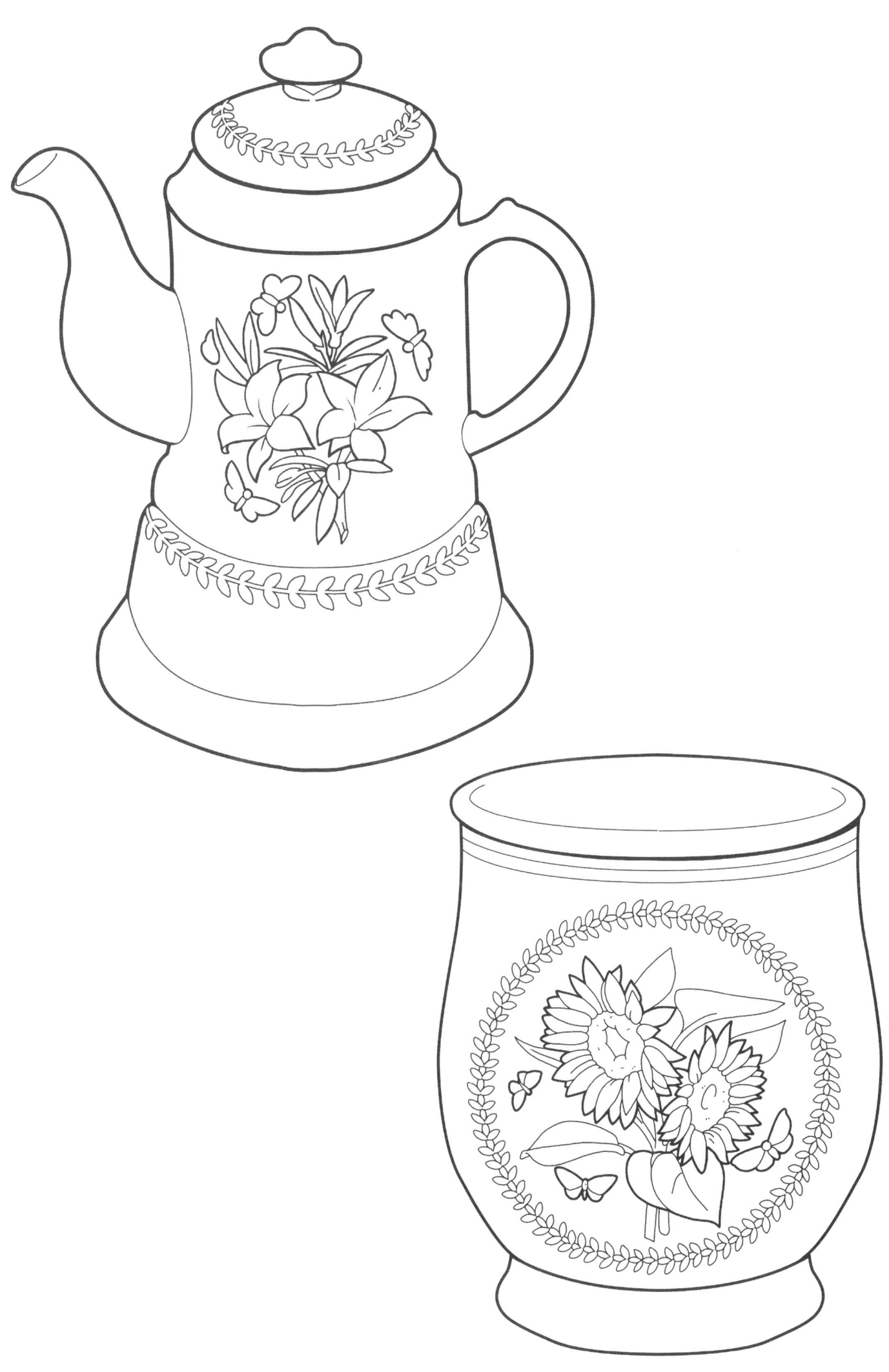

먼지가 앉을 새라 늘 쓸고 닦는 백조 장식품
아이들이 만져 깨뜨릴까 봐 노심초사

년   월   일

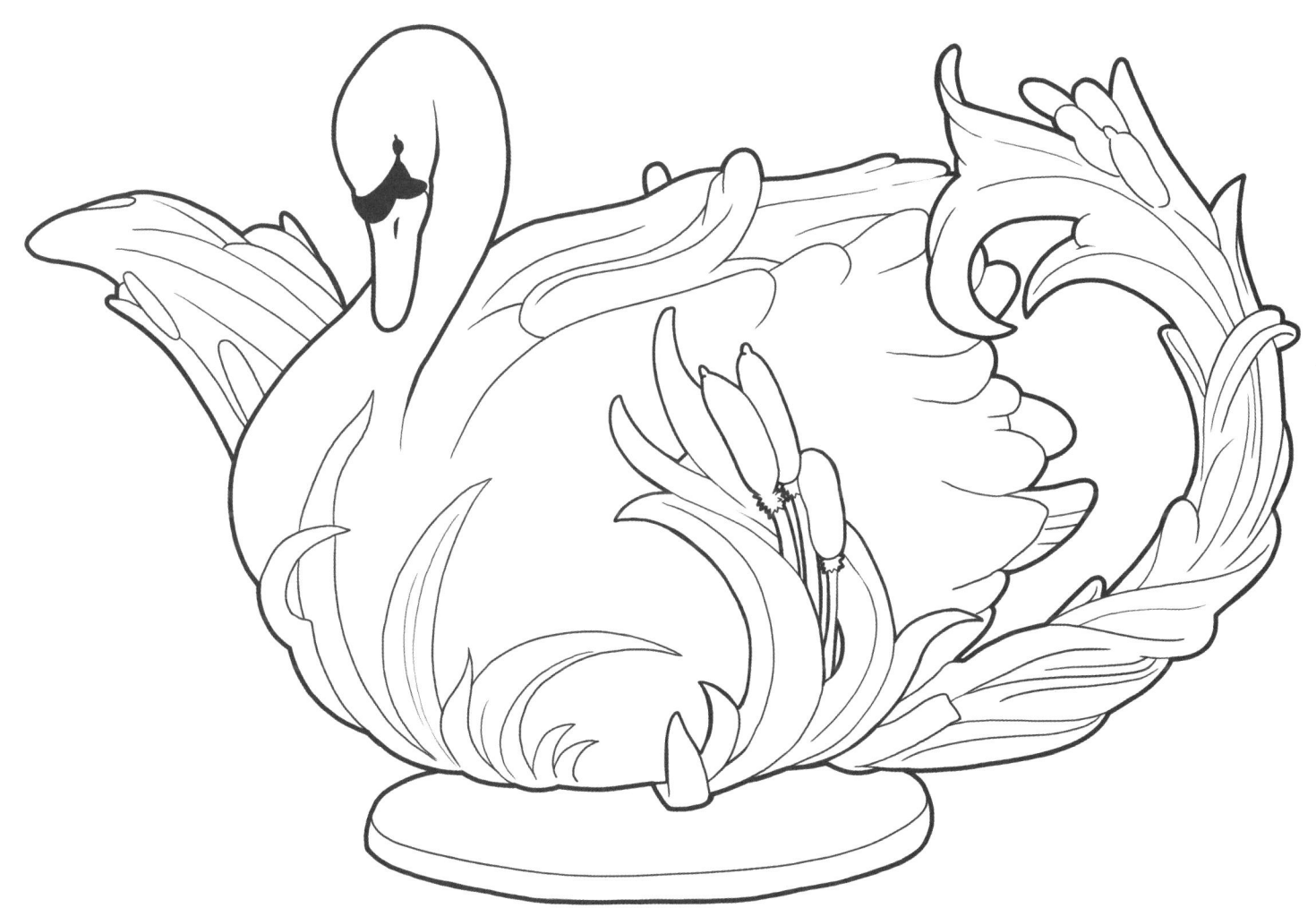

네번째 이야기.
달달함이 그리워 질 때

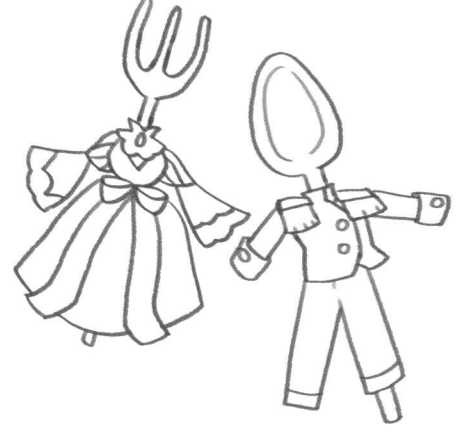

너무 이뻐서 먹기가 아까운 디저트

년   월   일

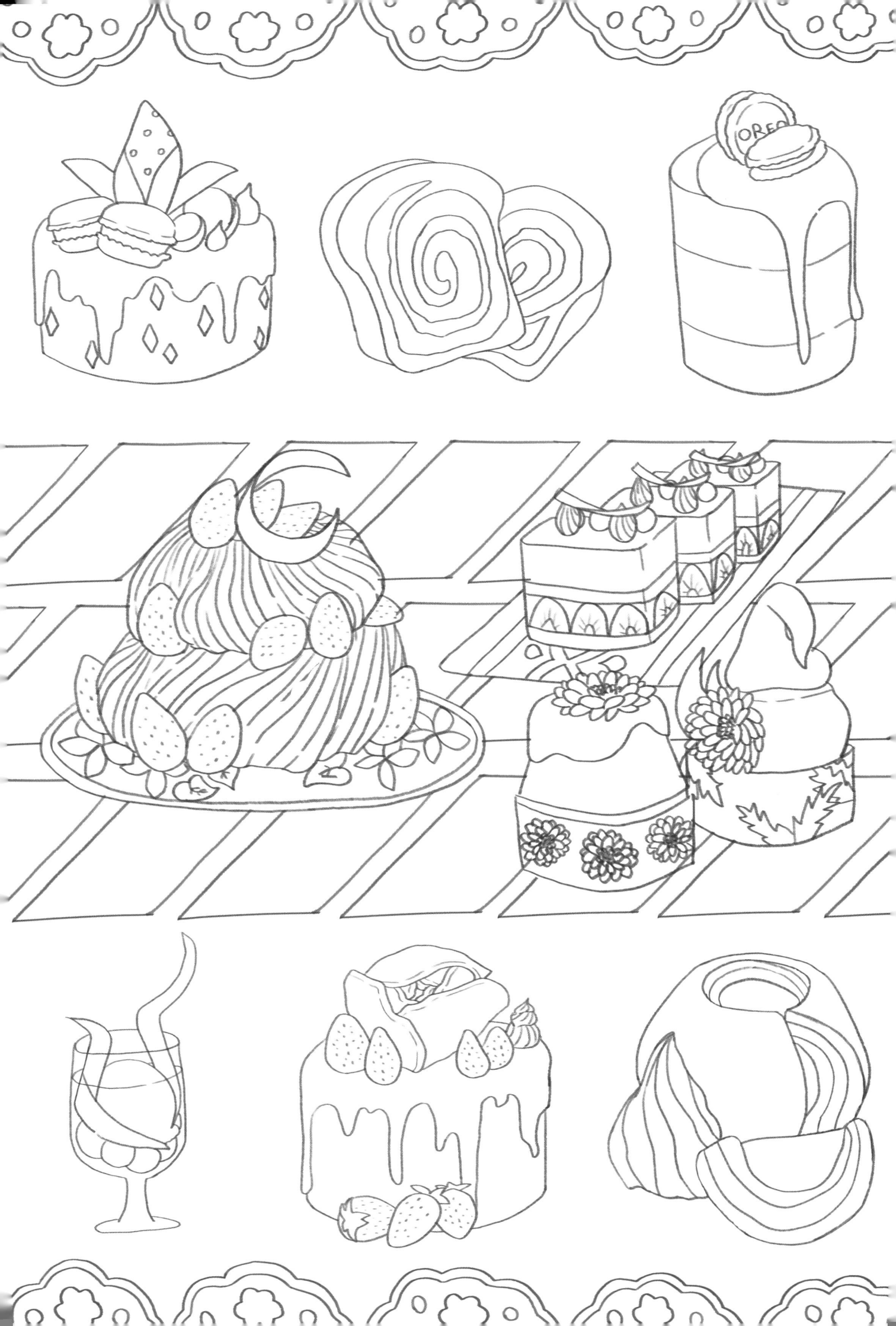

마음이 우울할 땐 달달한 것으로 기분전환해 보세요.
내 손끝에서 만들어지는 달달함이 내 기분을 행복하게 만들어줘요.

년   월   일

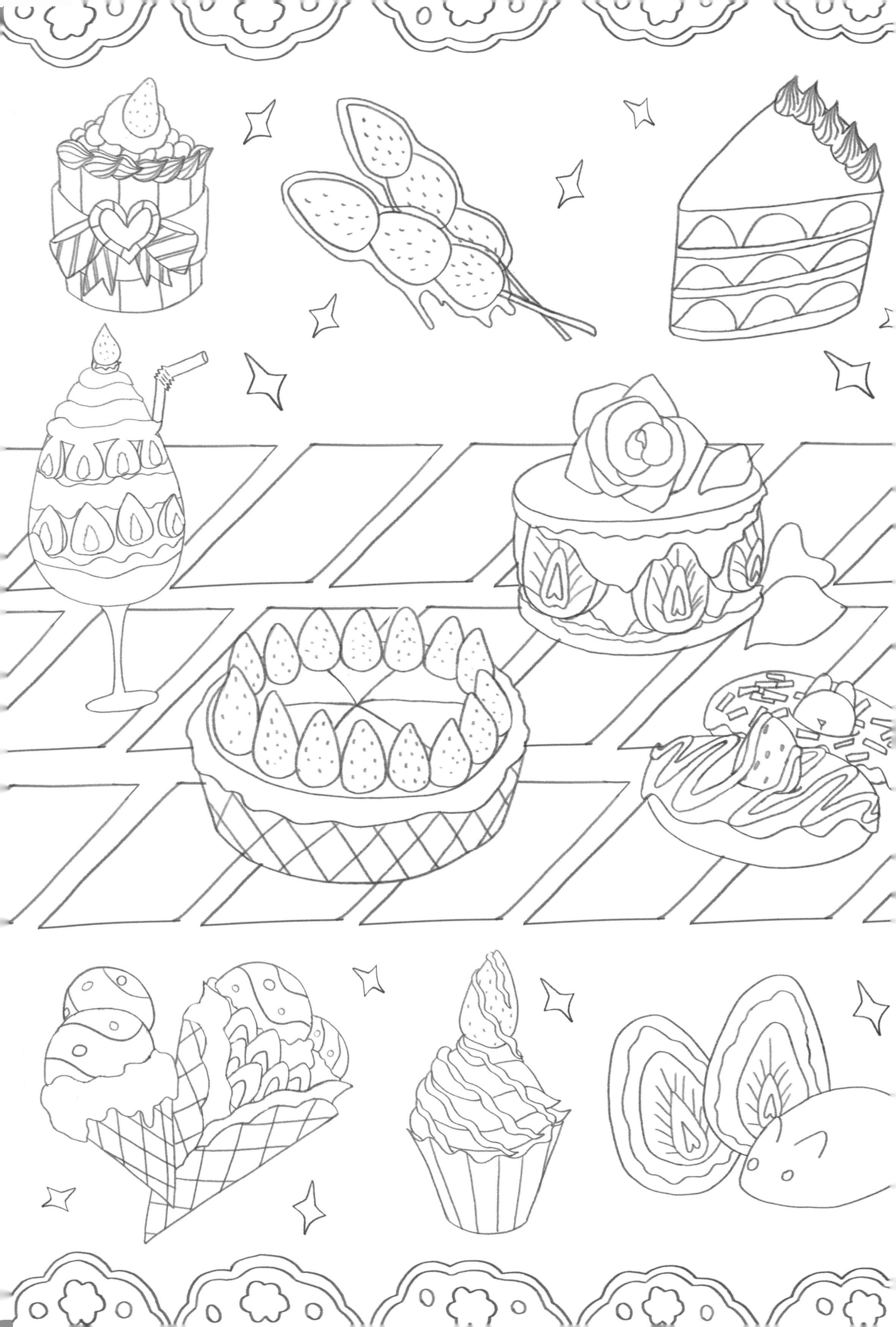

어떻게 먹어야 하나?
손대면 망가질 것 같아 엄두가 안나네...
이름도 '파르페'라니 어렵기도 하여라

년   월   일

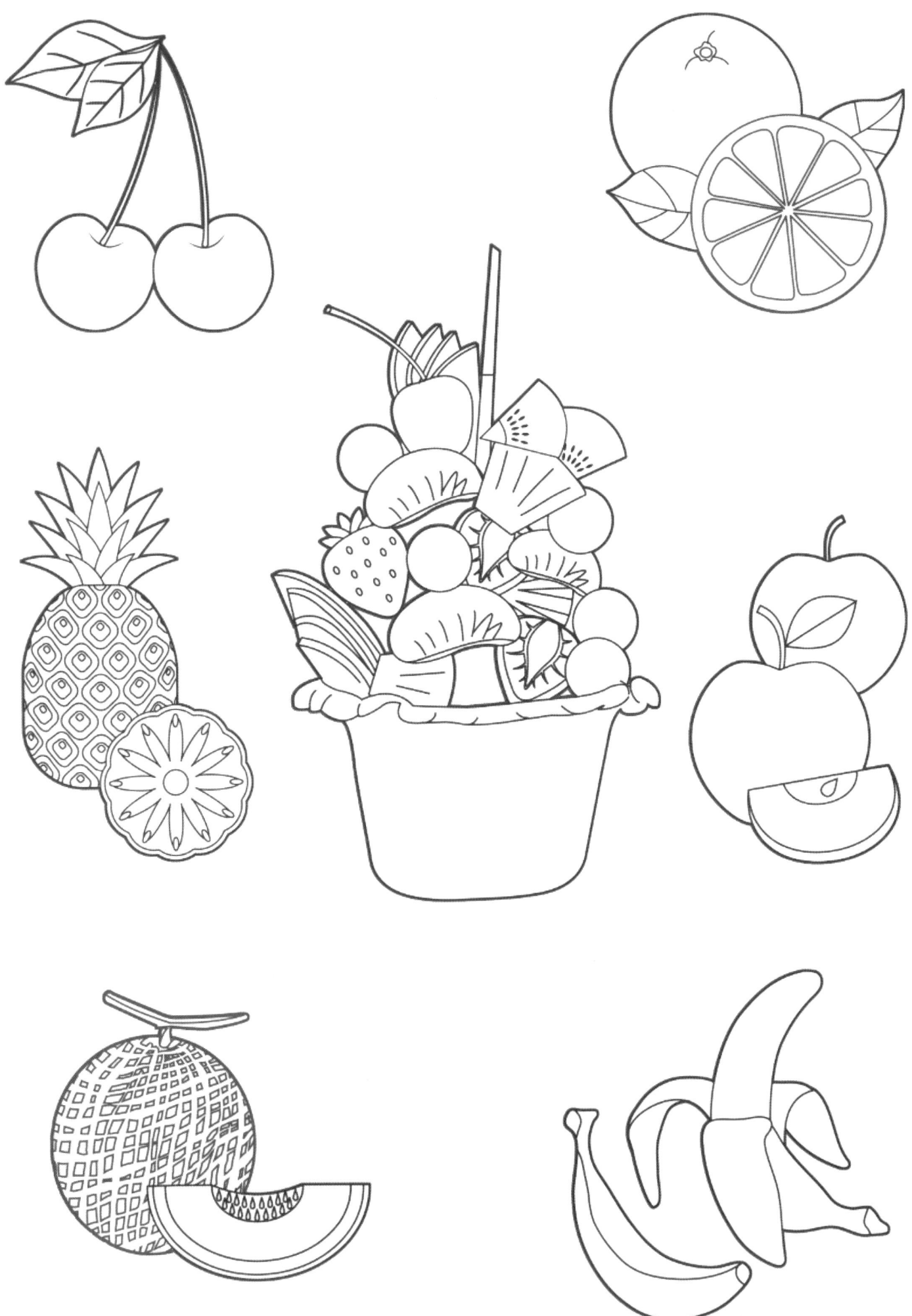

다섯번째 이야기.
꽃

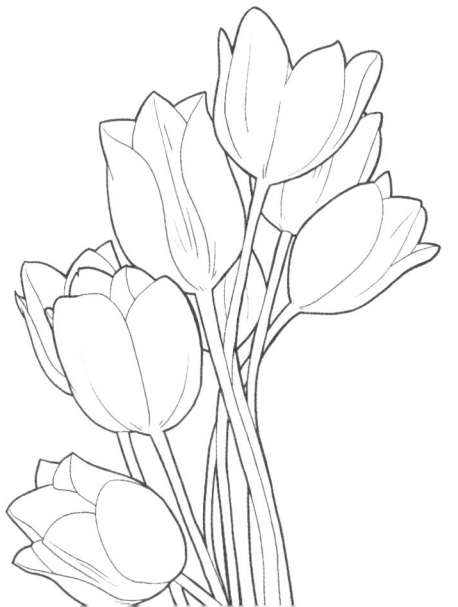

앙증맞은 꽃송이들이 소곤소곤 속삭이고 있는 듯

년   월   일

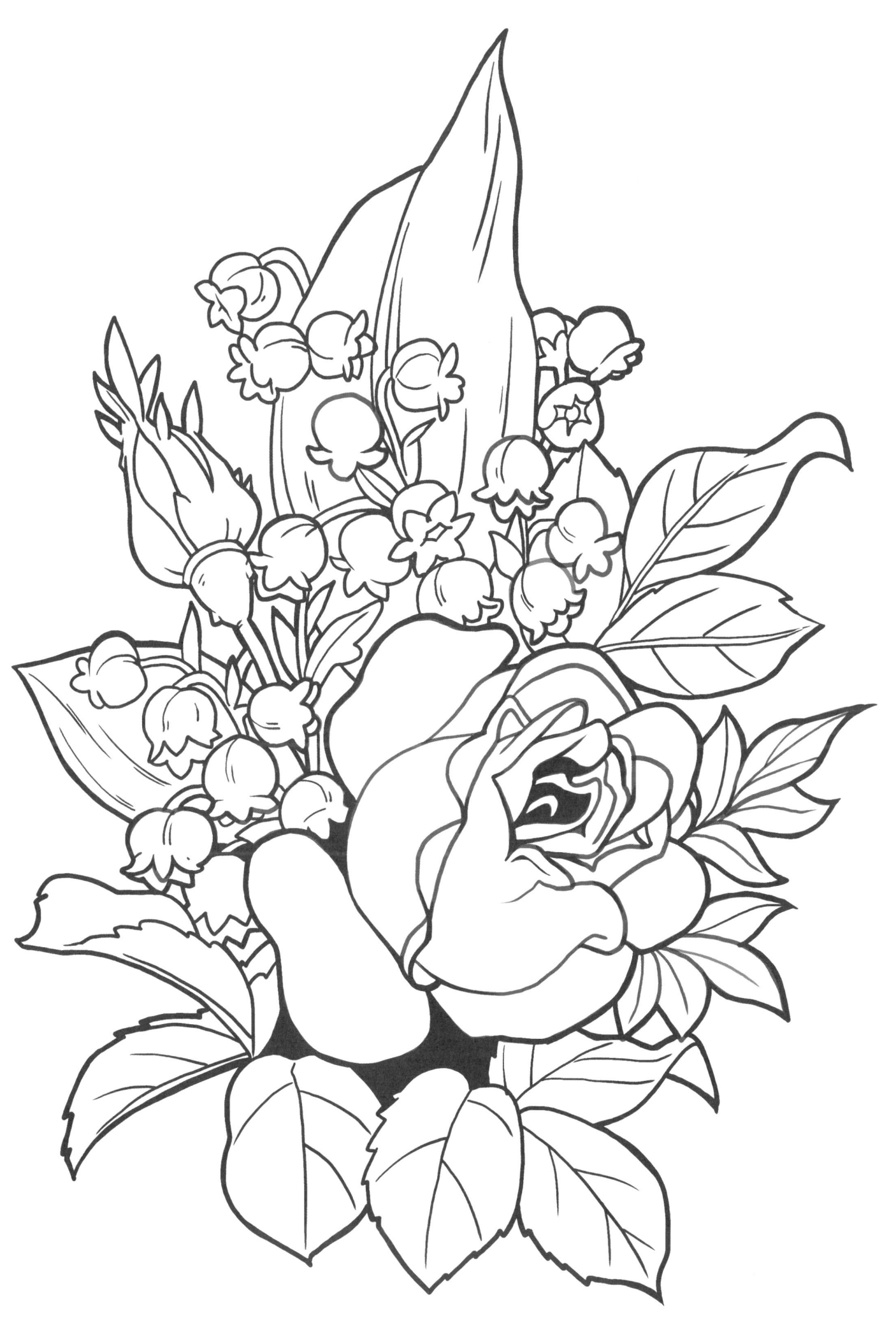

내가 칠하는 이 꽃에서는 어떤 향기가 날까?

년   월   일

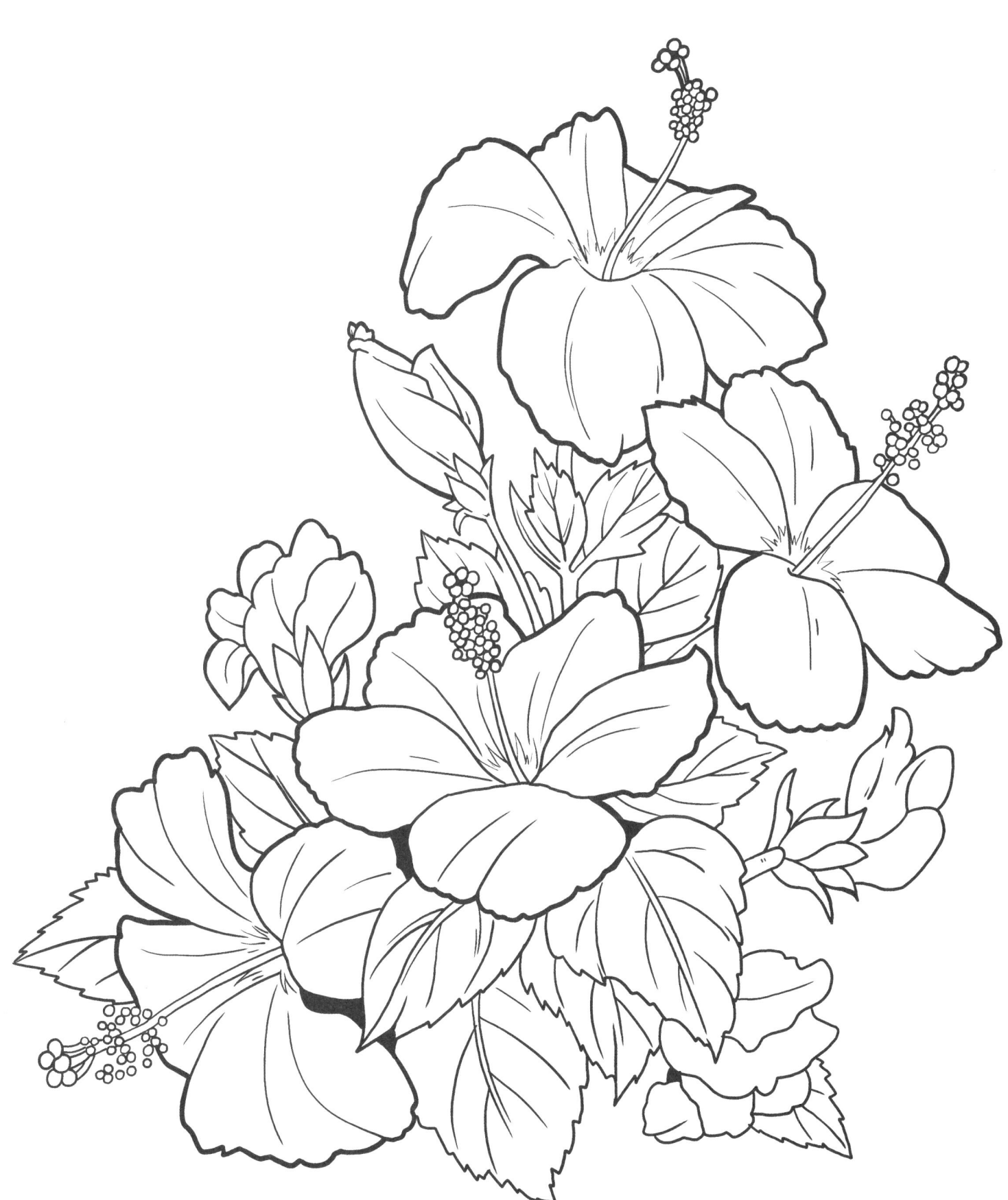

이국적인 튤립꽃
도심 화단에 심어져있는 꽃을 보니 반갑다.

년   월   일

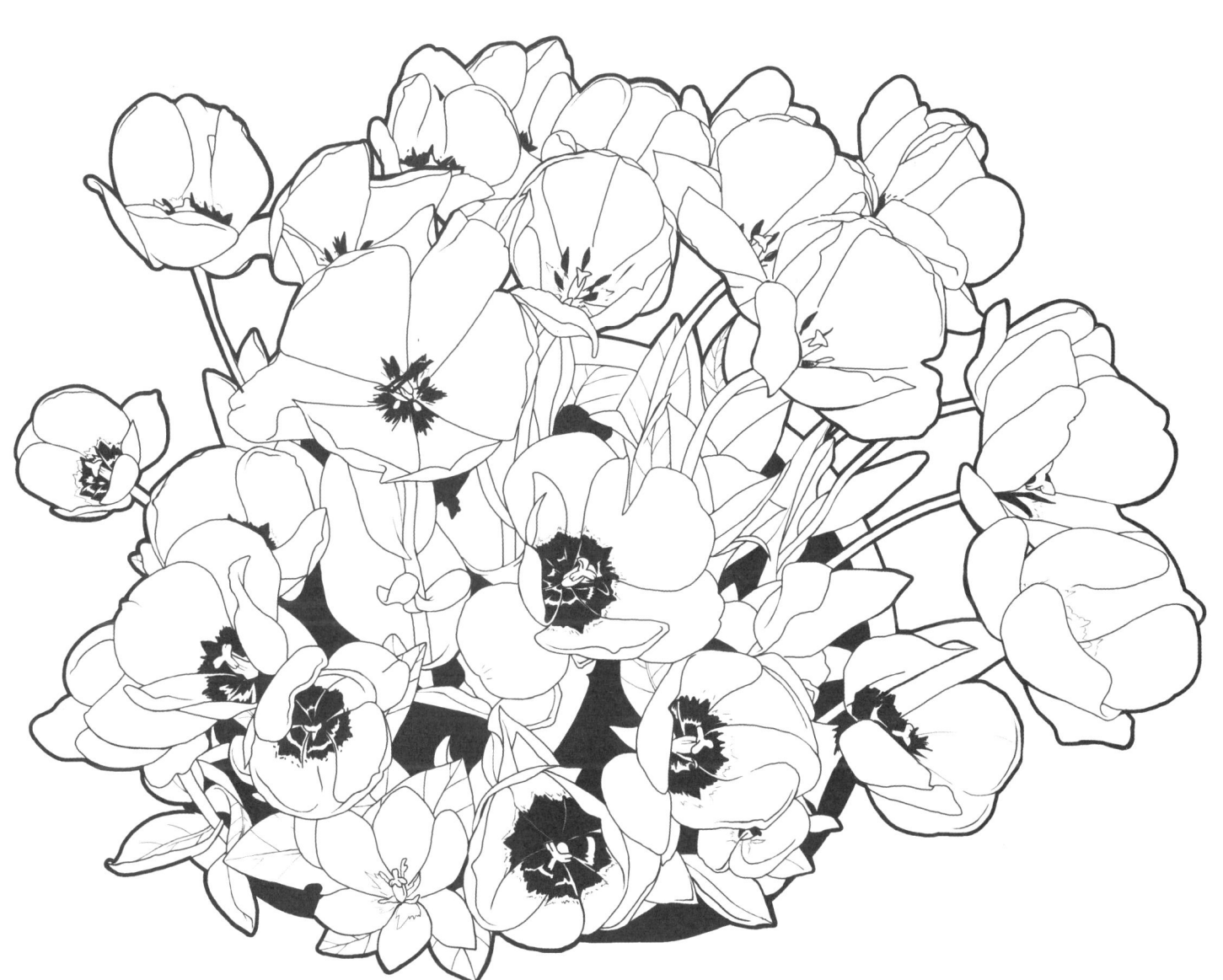

어버이날 받은 카네이션
색칠을 곱게 해서 내 눈에 담아야지

년   월   일

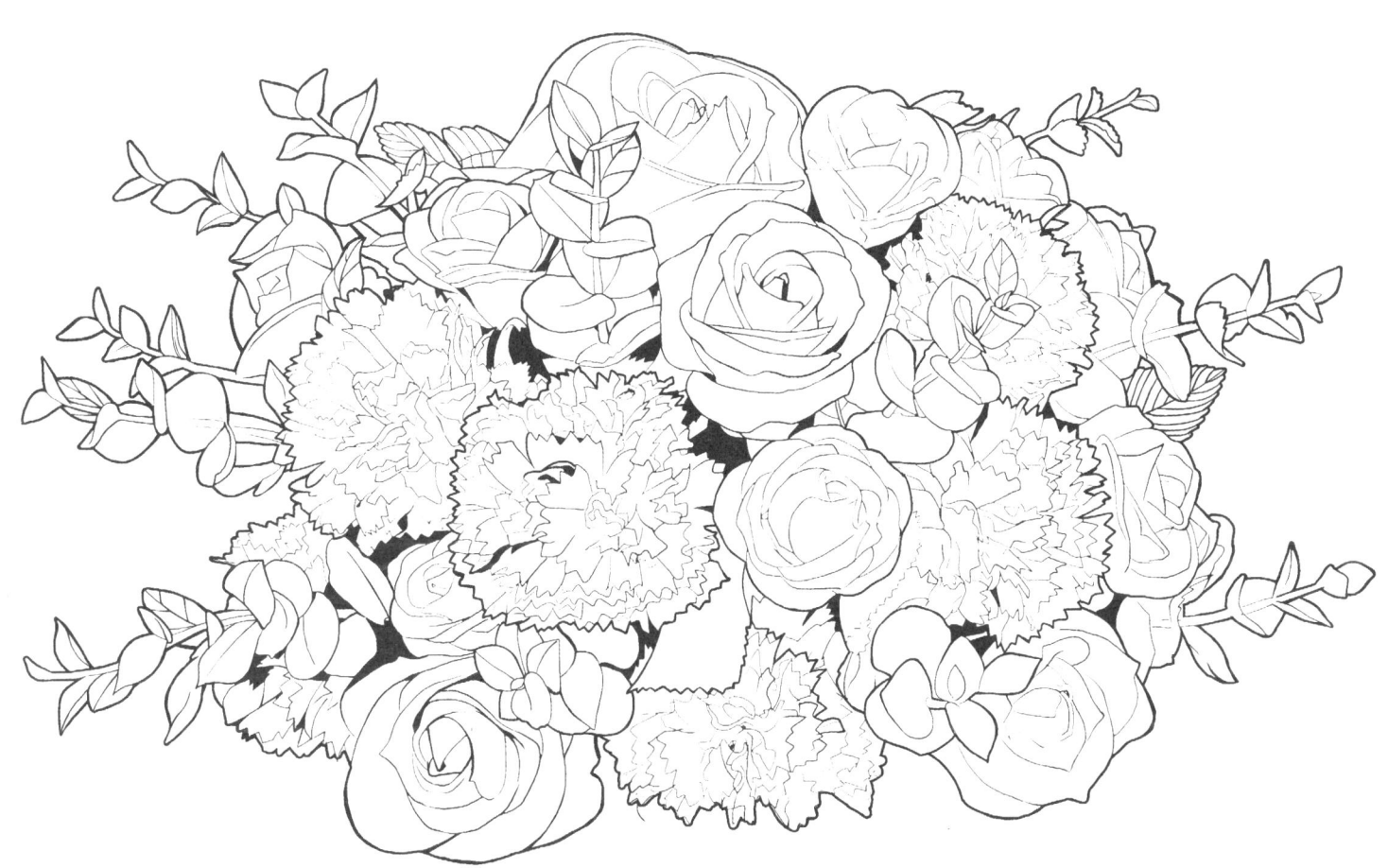

여섯번째 이야기.
미소 짓는 내 마음

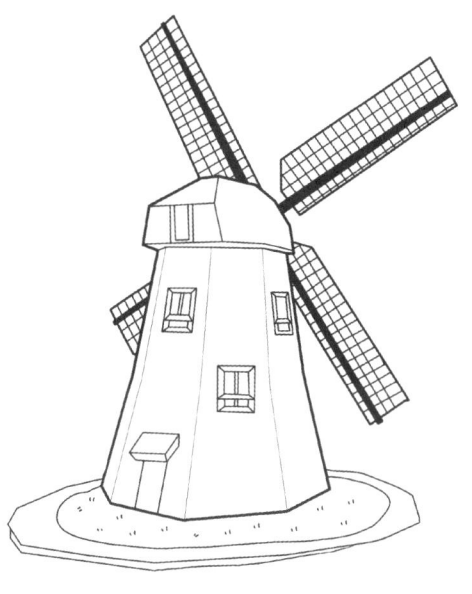

경복궁 단청
고궁의 단청이 이렇게 고운줄
예전에는 미처 몰랐네

년   월   일

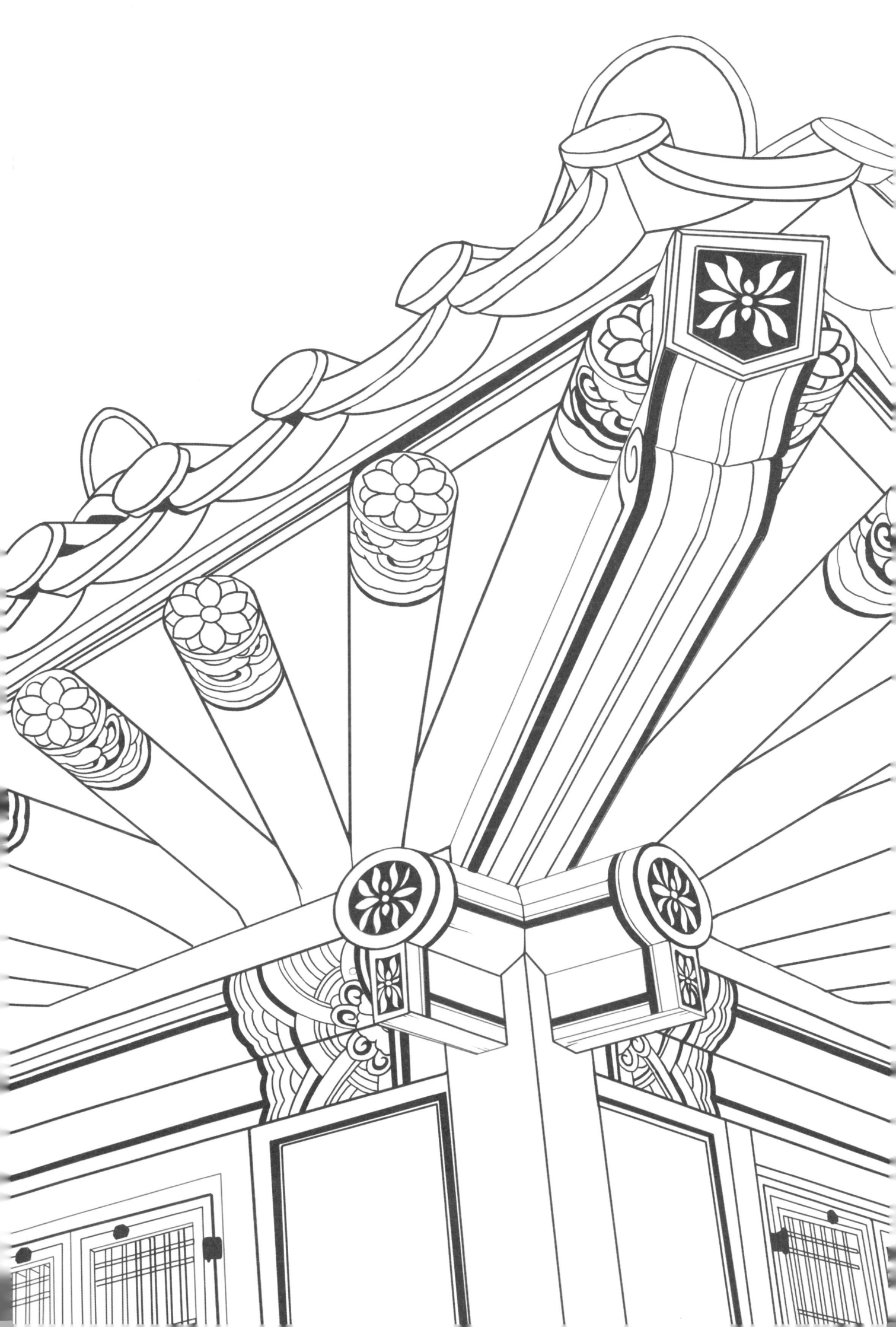

경복궁 입구에 세워진 북 문양이 화려하기도 하다

년   월   일

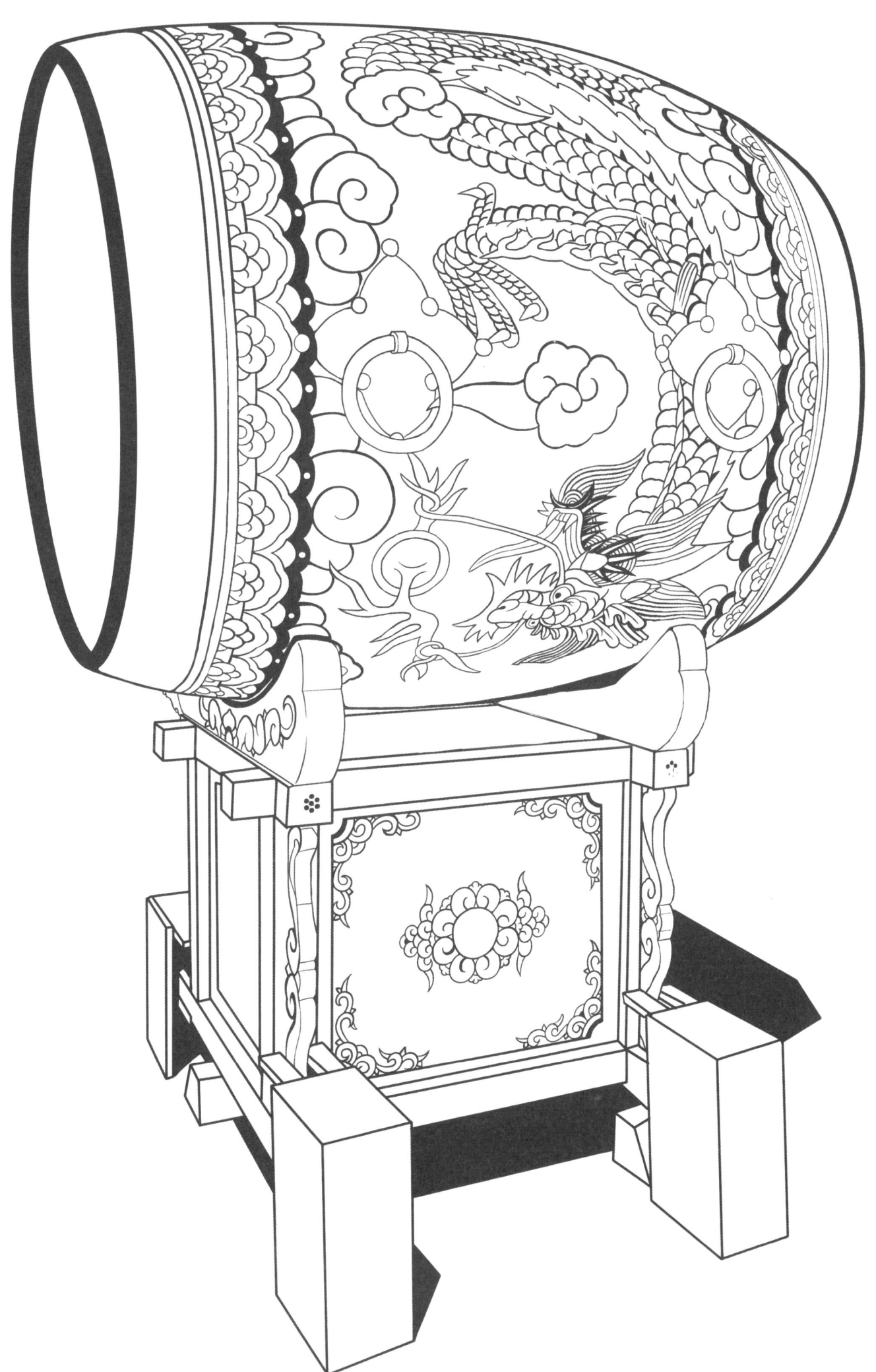

내 마음속 한 켠에 자리잡은 고향집
어린 시절을 생각하며 추억에 잠겨본다.

년   월   일

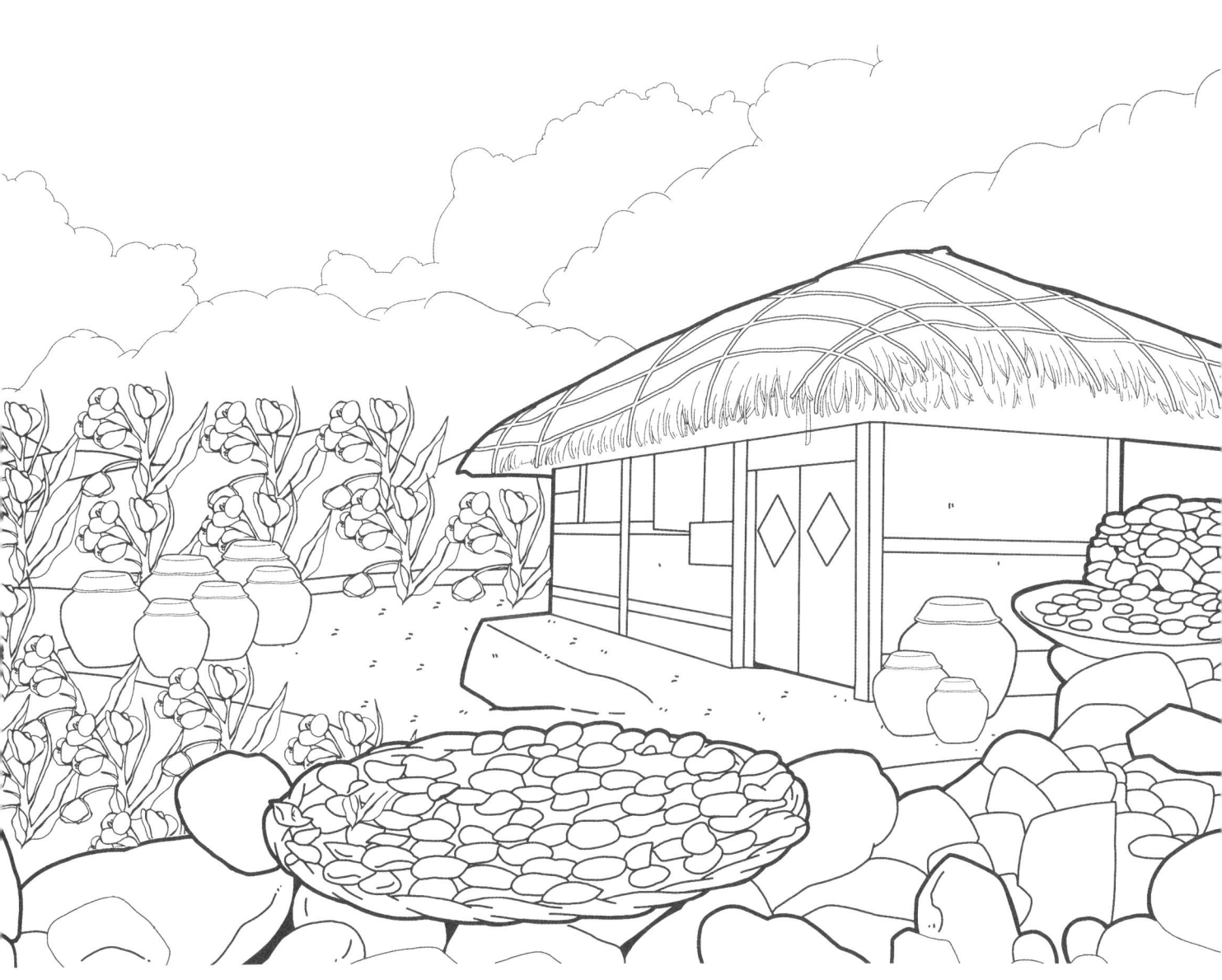

두근두근 유럽여행, 네덜란드 풍차마을
형형색색 만발한 튤립
어느새 내 마음은 저 멀리 날아가고 있다.

년   월   일

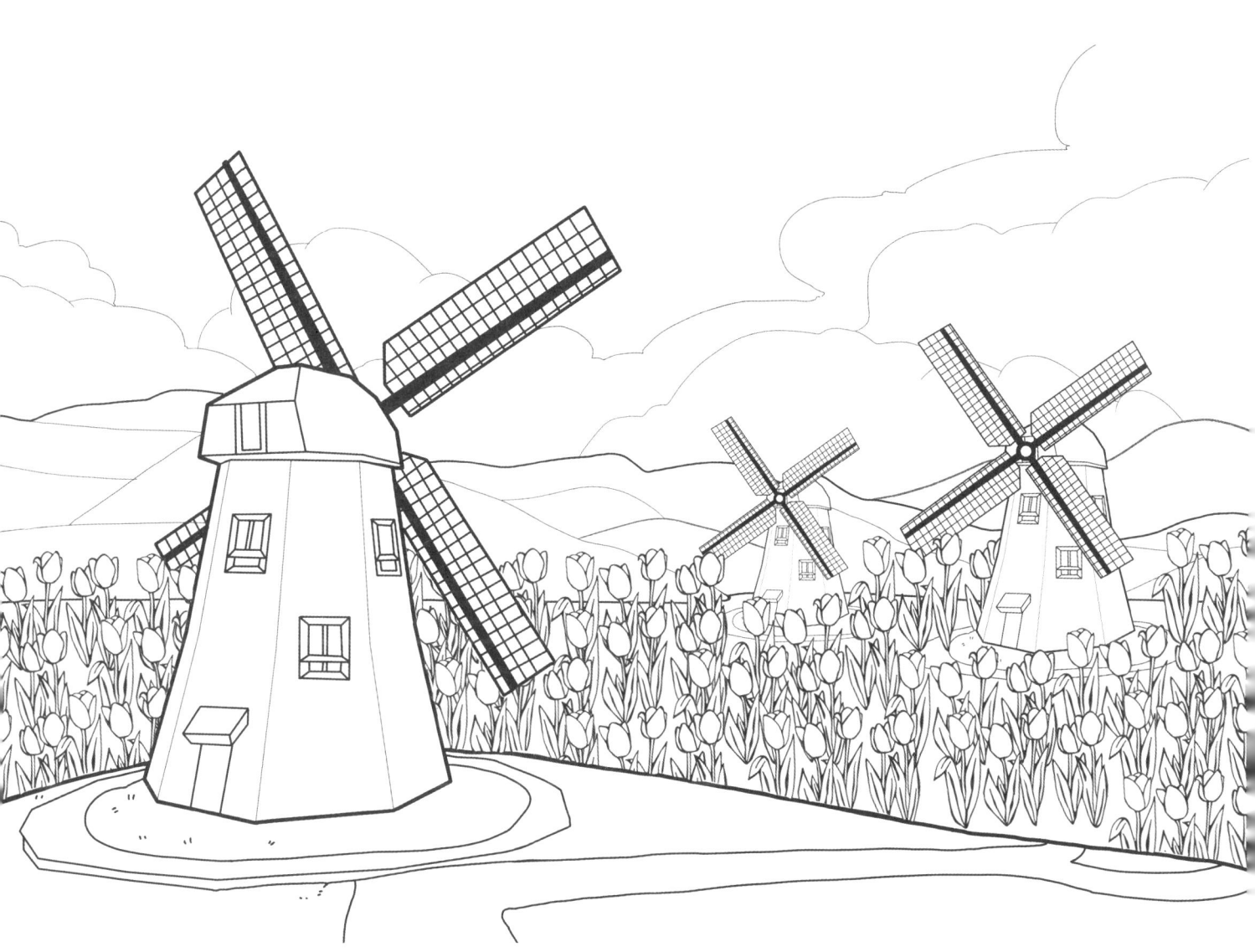

엄마의 뇌건강을 바라는 딸의 마음을 담아
어르신 눈높이에 맞는
<딸이 찾아주는 엄마의 그림책>을 만들었습니다.
<딸.엄.책>과 함께 하면 잊고 있던 기억들이
손끝에서 살아나고 아련한 추억들로 마음이 따스해 집니다.

어른 색칠 공부를 통해 행복한 뇌로 바뀌는 기적을
경험해 볼 수 있으실 거예요.
색칠하며 떠오르는 감상을 글로 적어
나만의 특별한 인생 컬러링북을 만들어 보실래요?

수브레인은 여러분의 추억 이야기를 기다리고 있습니다.

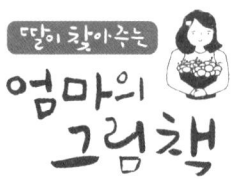

필수 해시태그

#수브레인 #딸이찾아주는엄마의그림책 #딸엄책
#인생그림에세이 #시니어컬러링북

이런 분들께 추천합니다

- 치매예방과 뇌건강을 위한 시니어
- 인생그림에세이를 갖고 싶은 은퇴 세대
- 자녀와 소통의 끈을 연결하고 싶은 어르신

- 부모님께 인생의 재미와 건강을 선물하고 싶은 자녀 세대(30~40대)

- 레트로 감성으로 소통하고 싶은 손주들(10~20대)

- 어르신 프로그램을 대면/비대면으로 진행하고 싶은 기관

인생그림에세이 1
딸이 찾아주는 엄마의 그림책 -화양연화편

초 판 1쇄	2020년 6월
개정판 2쇄	2022년 1월

기획·글쓴이	유지윤
표지	디자인한스푼 이해정
편집	유나의숲

펴낸곳	수브레인
블로그	blog.naver.com/jyrhyoo
인스타	soobraincoloringbook
유튜브	수브레인TV
스토어	soobraincoloringbook
이메일	jyrhyoo@soobrain.co.kr
구입문의	0507-1357-8487

ISBN   979-11-971242-3-5 13650

ⓒ 수브레인, 2022, Printed in Korea

이 책은 저작권법에 따라 보호받는 저작물이므로 무단전재와 무단복제를 금합니다.
파본이나 잘못 만들어진 책은 이메일로 연락주시면 바꾸어 드립니다.